BEI GRIN MACHT SICH IHR WISSEN BEZAHLT

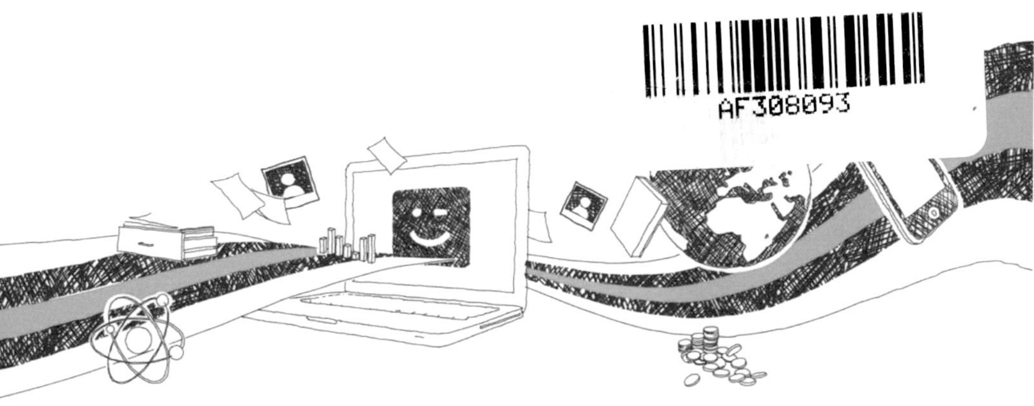

- Wir veröffentlichen Ihre Hausarbeit, Bachelor- und Masterarbeit

- Ihr eigenes eBook und Buch - weltweit in allen wichtigen Shops

- Verdienen Sie an jedem Verkauf

Jetzt bei www.GRIN.com hochladen und kostenlos publizieren

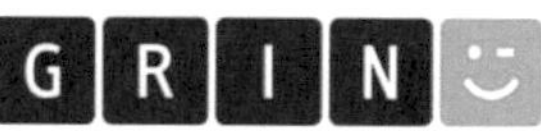

Sibylle Heising

Salutogenese: Modell zur Entmystifizierung der Gesundheit nach Aaron Antonovsky

GRIN Verlag

Bibliografische Information der Deutschen Nationalbibliothek:

Die Deutsche Bibliothek verzeichnet diese Publikation in der Deutschen National-
bibliografie; detaillierte bibliografische Daten sind im Internet über http://dnb.d-
nb.de/ abrufbar.

Impressum:

Copyright © 2008 GRIN Verlag GmbH
Druck und Bindung: Books on Demand GmbH, Norderstedt Germany
ISBN: 978-3-640-31746-2

Dieses Buch bei GRIN:

http://www.grin.com/de/e-book/125858/salutogenese-modell-zur-entmystifizierung-
der-gesundheit-nach-aaron-antonovsky

Johannes Gutenberg - Universität Mainz
Fachbereich für Angewandte Sprach- und Kulturwissenschaft

Thema:
Salutogenese
zur Entmystifizierung der Gesundheit

vorgelegt von Sibylle Heising

Im Rahmen des Ergänzungsfachs Medizin

im Sommersemester 2008

Lörrach, den 28.04.2008

Salutogenese

1. Einleitung
2. Was ist Salutogenese?
3. Wie ist das Modell der Salutogenese entstanden?
3.1 Zur Person Aaron Antonovskys
3.2 Die Entwicklung des Modells
3.3 Was beschreibt das Modell der Salutogenese?
3.4 Das SOC
3.5 Die Komponenten des SOC
3.6 Die Ausbildung des SOC
3.7 Stressoren
3.7.1 Die Bedeutung von Stressoren
3.7.2 Die Auflösung von Spannung
3.7.3 Der Umgang mit Emotionen
4. Auswirkungen auf die Gesundheit
5. In welchen Bereichen wird Salutogenese umgesetzt?
6. Was hat kann Salutogenese für Nicht-Mediziner für eine Bedeutung haben?
7. Schluss

Bibliographie

Salutogenese

1. Einleitung

Die vorliegende Arbeit beschäftigt sich mit der Salutogenese. Sie erklärt den Begriff, das Modell und die Konsequenzen, die sich aus ihr ergeben. Ferner wird behandelt, in welchen Bereichen die Salutogenese Einzug gehalten hat, bzw. welche Bedeutung ihr heute zukommt.

2. Was ist Salutogenese?

Salutogenese ist ein von Aaron Antonovsky geprägter Begriff, welchen er dem Begriff der Pathogenese gegenüberstellt. Die Pathogenese beschäftigt sich mit der Betrachtung von kranken Menschen, mit der Betrachtung der Krankheitsentstehung, mit der Prognose bezüglich einer Krankheit und den therapeutischen und diagnostischen Möglichkeiten, welche bei der jeweiligen Krankheit eingesetzt werden können.

Der Begriff der Salutogenese beschreibt eine andere Perspektive. Hier wird betrachtet, wie es Menschen gelingt, trotz möglicherweise extremen Lebensbedingungen gesund zu bleiben.

Pathogenese fragt nach der Krankheit. Salutogenese fragt nach der Gesundheit.

3. Wie ist das Modell der Salutogenese entstanden?
3.1 Zur Person Aaron Antonovskys

Aaron Antonovsky wurde 1923 in Brooklyn in den USA geboren. Nach dem zweiten Weltkrieg schloss er sein Soziologiestudium mit einem dem Doktortitel vergleichbaren Grad ab. 1960 emigrierte er nach Israel und nahm eine Stelle am Institut für Angewandte Sozialforschung in Jerusalem an. Eher zufällig kam er hier durch die Beteiligung an verschiedenen Forschungsprojekten zur Medizinsoziologie am Institut für angewandte Sozialforschung. Neben der Lehre wandte es sich hier vor allem der Stressforschung und der Erforschung latenter Funktionen der Institutionen des Gesundheitswesens zu.

Ab 1972 hatte er entscheidenden Anteil am Aufbau einer gemeindeorientierten medizinischen Fakultät an der Ben-Gurion-Universität. Er war zuständig für die verhaltenswissenschaftlichen und soziologischen Anteile des Curriculums und stand 9 Jahre dem Zulassungsausschuss vor, für den er ein Auswahlverfahren entwickelte, in dem es mehr auf Einstellung, Engagement und Verantwortungsübernahme als auf Schulnoten und Testergebnisse ankam.

Aaron Antonovsky starb am 7. Juli 1994 in Beer Sheba, Israel.

3.2 Die Entwicklung des Modells

Ausschlaggebend für die Entwicklung des Salutogenesemodells waren die ethnischen Unterschiede in der Verarbeitung der Menopause bei in Israel lebenden Frauen. Zu diesem Thema führte Antonovsky 1970 eine Datenanalyse durch. Unter den befragten Frauen befand sich auch eine Gruppe, die in nationalsozialistischen Konzentrationslagern überlebt hatten. Dies war aus später nicht mehr zu rekonstruierenden Gründen durch eine Ja-Nein Frage zum Aufenthalt in einem Konzentrationslager im Fragebogen erfasst worden. Die Tatsache, dass statistisch gesehen fast ein Drittel dieser Frauen es geschafft hatte, ihr Leben neu aufzubauen, war für Antonovsky ein Wunder, das ihn bewusst auf den Weg brachte, das zu formulieren, was er später als das salutogenetische Modell bezeichnet hat und das 1979 in *Health, Stress and Coping* veröffentlicht wurde. Der Erforschung dieses Wunders, des Wunders des Gesundbleibens, widmete er von da an seine Arbeit und sein Engagement.

3.3 Was beschreibt das Modell der Salutogenese?

Antonovskys Ausgangspunkt waren Daten, die zeigten, dass sich zu jedem beliebigen Zeitpunkt wenigstens ein Drittel und mit einer guten Wahrscheinlichkeit die Mehrheit der Bevölkerung einer jeden modernen Industriegesellschaft in einem - nach diversen vernünftigen Definitionen - morbiden, pathologischen Zustand befindet. Krankheit ist somit keine relativ seltene Abweichung. Eine pathologische Orientierung versucht zu erklären, warum Menschen krank werden, warum sie unter eine gegebene Krankheitskategorie fallen. Eine salutogenetische Orientierung, die sich auf die Ursprünge der Gesundheit konzentriert, stellt eine radikal andere Frage. Antonovsky vermeidet die gängige Dichotomie der Unterteilung von Menschen in krank und gesund. Vielmehr geht er davon aus, dass sich jeder Mensch zu jedem Zeitpunkt an einer Stelle eines Gesundheits-Krankheits-Kontinuums befindet. Die Frage, die er stellt lautet: Warum befinden sich Menschen auf der positiven Seite des Gesundheits-Krankheits-Kontinuums oder warum bewegen sie sich auf den positiven Pol zu, unabhängig von ihrer aktuellen Position? Antonovsky selbst äußert sich nicht zu einer bestimmten Definition von Gesundheit. Er sagt:

Wir sind alle sterblich. Ebenso sind wir alle, solange noch ein Hauch von Leben in uns ist, in einem gewissen Ausmaß gesund. Der salutogenetische Ansatz sieht vor, dass wir die Position jeder Person auf diesem Kontinuum zu jedem beliebigen Zeitpunkt untersuchen.[1]

Diese andere Betrachtung eines Menschen, die nicht auf der Dichotomie der Unterscheidung von gesunden und kranken Menschen beruht, sondern eine Person vielmehr auf einem Gesundheits-Krankheits-Kontinuum platziert eröffnet auf den ersten Blick eine positive Perspektive. Antonovsky bezeichnet sich selbst jedoch als mit einer pessimistischen Haltung

---

[1] Aaron Antonovsky, *Salutogenese* in der Übersetzung durch Franke, Tübingen 1997 S. 23

ausgestattet. Doch er sagt:

Die der Salutogenese zugrunde liegende Prämisse ist in der Tat pessimistisch, doch paradoxerweise ist die Perspektive, die sie eröffnet, zwar ohne Illusion, aber alles andere als düster.[2]

denn

Sie rührt aus dem fundamentalen Postulat, dass Heterostase, Altern und fortschreitende Entropie die Kerncharakteristika aller lebenden Organismen sind. (...) Sie verhindert, dass wir der Gefahr unterliegen, uns ausschließlich auf die Ätiologie einer bestimmten Krankheit zu konzentrieren, statt immer nach der gesamten Geschichte eines Menschen zu suchen - einschließlich seiner oder ihrer Krankheit. (...) Stressoren werden nicht als etwas Unanständiges angesehen, das fortwährend reduziert werden muss, sondern als allgegenwärtig. Darüber hinaus werden die Konsequenzen von Stressoren nicht notwendigerweise als pathologisch angenommen, sondern als möglicherweise sehr wohl gesund - abhängig vom Charakter des Stressors und der erfolgreichen Auflösung der Anspannung.[3]

Zur Verdeutlichung benutzt Antonovsky folgenden, nicht von ihm selbst verfasste Metapher eines Flusses:

Die zeitgenössische westliche Medizin wird darin mit einem wohl organisierten, gewaltigen und technologisch hoch entwickelten Bemühen verglichen, Ertrinkende aus einem reißenden Fluss zu bergen. Hingebungsvoll dieser Aufgabe gewidmet und häufig sehr gut entlohnt, richten die Mitglieder dieses Unternehmens niemals ihre Augen oder ihr Bewusstsein auf das, was stromaufwärts passiert, um die Flussbiegung herum, darauf, wer oder was all diese Leute in den Fluss stößt.[4]

Zu dieser Metapher ist Antonovskys

fundamentalistische philosophischen Annahme (...), dass der Fluss der Strom des Lebens ist. Niemand geht sicher am Ufer entlang. Darüber hinaus ist für mich klar, dass ein Großteil des Flusses sowohl im wörtlichen wie auch im übertragenen Sinn verschmutzt ist. Es gibt Gabelungen im Fluss, die zu leichten Strömungen oder in gefährliche Stromschnellen und Strudel führen. Meine Arbeit ist der Auseinandersetzung mit folgender Frage gewidmet: "Wie wird man, wo immer man sich in dem Fluss befindet, dessen Natur von historischen, soziokulturellen und physikalischen Umweltbedingungen bestimmt wird, ein guter Schwimmer?" (...) Ich habe mich dem Argument verschrieben, dass die Art, wie gut man schwimmt, zwar nicht ausschließlich, aber zu einem wesentlichen Anteil durch das SOC determiniert ist. Unter den objektiv gleichen Charakteristika des Flusses werden die Menschen unterschiedlich gut oder schlecht zurechtkommen.[5]

Der Begriff des SOC wird im Folgenden erklärt.

---

[2] Aaron Antonovsky, *Salutogenese* in der Übersetzung durch Franke, Tübingen 1997 S. 31

[3] Aaron Antonovsky, *Salutogenese* in der Übersetzung durch Franke, Tübingen 1997 S. 29 f.

[4] Aaron Antonovsky, *Salutogenese* in der Übersetzung durch Franke, Tübingen 1997 S. 91

[5] Aaron Antonovsky, *Salutogenese* in der Übersetzung durch Franke, Tübingen 1997 S. 92

3.4 Das SOC

SOC ist die Abkürzung für "sense of coherence" und steht für den deutschen Begriff des Kohärenzgefühls, wobei Kohärenz Zusammenhang, Stimmigkeit bedeutet. Das Kohärenzgefühl wird als eine allgemeine Grundhaltung eines Individuums gegenüber der Welt und dem eigenen Leben angesehen. Antonovsky ist sich dabei im klaren, dass äußere Faktoren wie Krieg, Hunger oder schlechte hygienische Verhältnisse die Gesundheit gefährden. Dennoch gibt es auch unter gleichen äußeren Bedingungen Unterschiede im Gesundheitszustand verschiedener Menschen. Wenn also die äußeren Bedingungen vergleichbar sind, dann wird es seiner Ansicht nach von der Ausprägung dieser individuellen, sowohl kognitiven als auch affektiv-emotionalen Grundeinstellung abhängen, wie gut Menschen in der Lage sind, vorhandene Reserven zum Erhalt ihrer Gesundheit und ihres Wohlbefindens zu nutzen. Je ausgeprägter das Kohärenzgefühl einer Person ist, desto mehr sollte sie sich auf dem Gesundheits-Krankheits-Kontinuum in Richtung Gesundheit bewegen. Die Stärke des Kohärenzgefühls ist unabhängig von den jeweiligen Umständen, der Situation oder den Rollen, die jemand gerade einnimmt oder einnehmen muss. Antonovsky spricht daher auch explizit von 'Person' und nicht von 'Patient'.

3.5 Die Komponenten des SOC

Für Antonovsky ist das Kohärenzgefühl eine Hauptdeterminante sowohl dafür ist, welche Position man auf dem Gesundheits-Krankheits-Kontinuum einnimmt, als auch dafür, dass man sich in Richtung des gesunden Pols bewegt, es ist also einer der zentralen Begriffe für das Salutogenesemodell.

Um ein Instrument zu entwickeln, mit dem sich das SOC messen lässt, wurden zunächst weitgehend unstrukturierte Tiefeninterviews mit 51 sehr unterschiedlichen Personen durchgeführt. Zwei Dinge waren ihnen jedoch gemeinsam: Sie hatten ein schweres Trauma erlebt und es wurde von ihnen berichtet, dass sie erstaunlich gut zurecht kämen. Die Leitfrage des Interviews war, wie sie selbst ihr Leben sahen. Bei der Überprüfung der Interviewprotokolle konnten 16 Personen mit einem starken und 11 Personen mit einem schwachen SOC identifiziert werden. Beim Vergleich dieser beiden Extremgruppen ließ sich feststellen, dass drei wesentliche Komponenten für die Ausbildung des SOC zu erkennen waren. Es handelt sich hier um die Komponenten, welche Antonovsky mit den Begriffen Verstehbarkeit, Handhabbarkeit und Bedeutsamkeit bezeichnet.

Verstehbarkeit bedeutet in diesem Kontext, dass eine Person ihr Leben und die Stimuli, denen sie ausgesetzt ist, als geordnete, konsistente, strukturierte und klare Information wahrnimmt. Eine Person mit einem hohen Ausmaß an Verstehbarkeit geht davon aus, dass Stimuli, denen sie in Zukunft begegnet, eingeordnet und erklärt werden können. Schlechte Ereignisse können eintreten, Personen mit einem starken SOC können sich diese jedoch erklären. Ereignisse werden hier als Erfahrungen oder Herausforderungen gewertet, mit denen man umgehen kann, die angenommen werden können. Personen mit einem schwachen SOC sehen sich jedoch in einer vergleichbaren Situation

als Pechvogel, was in Extremfällen auch paranoide Züge bekommen kann.
Handhabbarkeit wird als das Ausmaß definiert, in dem man wahrnimmt,
dass man geeignete Ressourcen zur Verfügung hat, um den Anforderungen
zu begegnen. Das bedeutet nicht, dass man mit jeder schwierigen Situation
selbst fertig werden muss, sondern, dass man weiß, dass einem Ressourcen,
seien es Personen aus dem persönlichen Umfeld oder auch Instanzen, wie z.B.
Gott, oder auch die Geschichte, zur Verfügung stehen und dass man auf diese
bei Bedarf zurückgreifen kann. Wer ein hohes Ausmaß an Handhabbarkeit
erlebt, wird sich nicht durch Ereignisse in die Opferrolle gedrängt oder vom
Leben ungerecht behandelt fühlen.

Die dritte Komponente, die Bedeutsamkeit steht dafür, dass es Menschen
bedeutsam erscheint, in einen Bereich zu investieren, sich zu engagieren und
zwar nicht nur materiell sondern gerade vor allem emotional. Diejenigen, die
ein hohes SOC hatten, sprachen immer von Lebensbereichen, die ihnen
wichtig waren, die ihnen sehr am Herzen lagen, die in ihren Augen „Sinn
machten".[6]

3.6 Die Ausbildung des SOC

Um zu erklären, wie sich das SOC entwickelt bzw. gebildet wird bedient sich
Antonovsky wiederum einer Metapher, welche ursprünglich zur Illustration
der Allgegenwart von Stressoren geschaffen wurde und nicht von ihm selbst
stammt:

*Dynamische Homöostase kann mit einem Seiltänzer verglichen werden, der von
einem Ende zum anderen balanciert und selbst dann die Balance hält, wenn er seine
Kleider wechselt und verschiedene andere Gegenstände auffängt und abwirft.*[7]

Antonovsky ergänzt die Metapher folgendermaßen:

*Wir beginnen, unsere Balance zu verlieren und erlangen sie dann wieder; oder wir
rutschen aus, packen das Seil und kommen wieder zum Stehen; oder wir fallen in ein
Netz und schaffen es erneut, das Seil zu erklimmen; oder wir fallen, ziehen uns akute
Verletzungen zu oder bleiben dauerhaft lädiert; oder wir werden zerstört. Einige
schließen den Kurs mit Höhen und Tiefen, aber erfolgreich ab - und welch herrliche,
erhebende Erfahrung haben sie gemacht, wie traurig auch immer es sein mag, das sie
beendet ist*[7]

Das SOC wird in der Kindheit und Jugendzeit durch den Erwerb oder
Nichterwerb der drei o.a. Komponenten ausgebildet. Konsistente
Erfahrungen schaffen die Basis für die Verstehbarkeitskomponenete. Ein
Säugling experimentiert täglich, um herauszufinden, ob eine Konsistenz
vorhanden ist. Worin diese Konsistenz besteht ist je nach Umfeld variabel, sie
ist jedoch nicht zwingend vorhanden, um von dem Säugling entdeckt zu
werden.

---

[6] s. Aaron Antonovsky, *Salutogenese* in der Übersetzung durch Franke, Tübingen
1997 S. 34 f.

[7] Aaron Antonovsky, *Salutogenese* in der Übersetzung durch Franke, Tübingen 1997
S. 91

[7] Aaron Antonovsky, *Salutogenese* in der Übersetzung durch Franke, Tübingen 1997
S. 91

Eine gute Belastungsbalance schafft die Basis für die Handhabbarkeitskomponente. Als Negativbeispiel sei das Zitat einer deutschen Mutter der Oberschicht an die Gouvernante genannt: „Gehen Sie nachsehen, was die Kinder tun und sagen Sie ihnen, sie sollen damit aufhören". Dieses Zitat zeigt, wie man Kindern „beibringen" kann, dass Bedürfnisse, die von innen kommen, Überlastung schaffen und dafür prädestiniert sind, in Bestrafung oder Inkompetenz zu enden.

Die Partizipation an der Gestaltung des Handlungsergebnisses ist wichtig für die Bedeutsamkeitskomponente. Wenn die Realität der Stimuli und Reaktionen konsistent ist, wenn das Kind tatsächlich die Struktur aufgreift, stellt sich als nächste Frage diejenige nach der Qualität der Reaktion. Bekommt das hungrige Kind als Antwort auf sein Weinen regelmäßig einen Klaps so hat dies eine andere Qualität, als wenn durch Spiel, Berührung, Zuwendung und Stimme ausgedrückt wird: Du bist uns wichtig.

Das Kind lernt durch Erfahrung, dass Dinge, die nicht gehen frustrierend sind und Dinge, die es kann Spaß machen. Wenn durch Kanalisierung (so ja, anders nein; jetzt nicht aber später) oder Ermutigung das Handeln des Kindes unterstützt wird, werden Unterforderung und Überlastung vermieden.

Je ausgeprägter das SOC der Eltern ist, desto wahrscheinlicher ist, dass sie die Lebenserfahrungen des Kindes so beeinflussen, dass dieses in dieselbe Richtung geführt wird.

Der Weg für die Entwicklung eines starken SOC in der Adoleszenz ist ein „Wandteppich voller Mythen, Rituale und Vorbilder." Der Jugendliche hat Orientierungspunkte, muss sich Herausforderungen stellen und Fähigkeiten entwickeln. Fehltritte werden ernst genommen, so dass zum Ausdruck kommt, dass die Person ernst genommen wird, aber sie können verziehen werden. Es gibt für Jugendliche mehr als ein Erfahrungsmuster, das - nach der Kindheit - einen zweiten Grundstein dafür legt, dass man seine Welt als verstehbar, handhabbar und bedeutsam erlebt. Für viele Jugendliche in der Welt jedoch ist das Leben ein ständiger Hinweis auf eine fremde, feindliche, unverständliche und absurde Welt. Das Kernstück der Adoleszenz ist für diese Jugendlichen die konsistente Botschaft, dass das Leben unvorhersehbar ist und dass es für sie keinen Platz bietet.

Nicht alle Kulturen und Subkulturen sind einem ausgeprägten SOC gleich dienlich. Die Herkunft, das Geschlecht und die Schichtzugehörigkeit hat durchaus Einfluss auf die Ausbildung des SOC, wobei sich umgekehrt nicht sagen lässt, dass alle Personen mit einer bestimmten Gruppenzugehörigkeit ein gleich ausgebildetes SOC besitzen.

Im besten Fall kann der Jugendliche nur ein vorläufig starkes SOC erreicht haben. Mit Eintritt in das Erwachsenenalter, wenn langfristige Verpflichtungen an Personen, soziale Rollen und Arbeit eingegangen werden, werden die Erfahrungen der Kindheit und Jugend sowohl verstärkt als auch rückgängig gemacht. Die antizipatorische Sozialisation ist abgeschlossen, und man ist auf sich gestellt in einer bestimmten Kultur und Gesellschaft. Antonovsky glaubt, dass die eigene Lokalisierung auf dem SOC-Kontinuum in der frühen Phase des Erwachsenenalters mehr oder weniger festgelegt wird. Eine grundlegende Veränderung des SOC im Erwachsenenalter hält Er nur begrenzt für möglich. Er geht davon aus, dass sich Personen mit einem mäßig ausgeprägten SOC eher in Richtung eines schwachen SOC weiterentwickeln, als in Richtung eines starken SOC. Allenfalls eine radikale Veränderung der sozialen und kulturellen Einflüsse oder der strukturellen Lebensbedingungen, wie z.B. Emigration, Wohnortwechsel, Veränderung des Familienstandes oder der Beschäftigungsverhältnisse, welche die bisherigen Ressourcen und Handlungsmöglichkeiten massiv verändern oder viele unerwartete Erfahrungen mit sich bringen, können zu einer deutlichen Verbesserung des Kohärenzgefühls führen. Auch eine Veränderung durch Psychotherapie sei möglich, allerdings erfordere dies harte und kontinuierliche Arbeit

3.7 Stressoren
3.7.1 Die Bedeutung von Stressoren
Stressoren können definiert werden als Herausforderungen, für die es keine unmittelbar verfügbaren oder automatisch adaptive Reaktionen gibt. Ihre wichtigste Auswirkung ist, dass sie einen Spannungszustand erzeugen. Zum Beispiel kann die Abwesenheit einiger generalisierte Widerstandsressourcen (generalized resistance Ressource = GRR) zu einem Stressor werden so dass ein generalisierter Widerstandsdefizit (generalized resistance deficit = GRD) entsteht. Hinsichtlich aller Aspekte - Reichtum, Ichstärke, kulturelle Stabilität und anderen - kann eine Person auf einem Kontinuum platziert werden. Je höher man sich auf dem Kontinuum befindet, desto wahrscheinlicher wird man solche Lebenserfahrungen machen, die einem starken SOC förderlich sind; je weiter unten man sich befindet, desto höher ist die Wahrscheinlichkeit, dass die Lebenserfahrungen, die man macht, einem schwachen SOC dienen. Ein Stressor kann somit als ein Merkmal definiert werden, das Entropie in das System bringt. Stressoren können in drei Typen unterschieden werden: Chronische Stressoren, wichtige Lebensereignisse und die akuten täglichen Widrigkeiten. Auch herausragende so genannte 'Stress-Lebensereignisse', die vorhersehbar sind und erwartet werden wie Tod eines Angehörigen, Scheidung, Kündigung, Familienerweiterung, Karrieresprung, Pensionierung rufen selbst und durch die ihnen folgenden Ereignisketten Anspannung hervor. Ob die Ergebnisse schädlich, neutral oder förderlich sein werden, wird durch die Stärke des SOC der Person bestimmt, die die jeweiligen Ereignisse erlebt.
Entropische Kräfte sind ständig und kräftig im Leben eines jeden Menschen am Werk. Das SOC wird ständig und unvermeidlich attackiert. Aber der Mensch, der im frühen Erwachsenenalter ein starkes SOC ausgebildet hat, kann die ihm zur Verfügung stehenden generalisierten Widerstandsressourcen ins Spiel bringen. Aufgaben und psychosoziale Übergänge werden als Herausforderungen angesehen, und es wird mit ihnen umgegangen, so traurig und schwierig manche von ihnen auch sein mögen. Für eine kurze Zeit steigt die Entropie an. Aber der eigentliche Prozess, sich der Herausforderung zu stellen und die Wahrscheinlichkeit eines

erfolgreichen Ausgangs stellen den niedrigen Grad der Störung wieder her.

Eine Person mit einem gemäßigten Ausmaß an SOC im frühen Erwachsenenalter wird dazu tendieren, sich mit der Zeit auf ein niedrigeres Niveau zu bewegen. Die Auswahl von Situationen, die das SOC verstärken und die Vermeidung von solchen, die es schwächen, wird weniger erfolgreich sein. Da sie nicht angemessen durch die GRRs ausbalanciert werden, führen Begegnungen mit Stressoren in entropische Richtung.

Wenn wir verstehen wollen, wie das SOC entsteht, dann ist es nützlich, den Stressor als Ereignis zu sehen, das als Gegenstück zur Ressource negative Einflüsse hat. Wenn wir aber verstehen wollen, wie die Spannung sich auflöst, dann ist der Stressor unbestimmt. Es kann nicht automatisch angenommen werden, dass die Folgen negativ sind. Es ist sogar möglich, dass ein erfolgreich bewältigter Stressor eine positive Entwicklung für das SOC zur Folge hat.

Es darf auch nicht außer Acht gelassen werden, dass „Nicht-Ereignisse", wie das Ausbleiben einer Beförderung oder das Unvermögen ein Kind zu bekommen um nichts weniger Stressoren sind.

Das Kernstück der salutogenetischen Orientierung ist die grundlegende Sichtweise, dass der menschliche Organismus sich prototypisch in einem dynamischen Zustand eines heterostatischen Ungleichgewichts befindet. Ob die Stressoren nun aus der inneren oder äußeren Umgebung stammen, ob es sich um alltägliche Widrigkeiten handelt, ob sie akut, chronisch oder endemisch sind, ob sie uns aufgezwungen werden oder wir sie frei gewählt haben, unser Leben ist reichlich mit Reizen angefüllt, auf die wir keine automatischen, angemessen adaptiven Antworten haben und auf die wir reagieren müssen. (...) Die Natur des Problems ist dual, es besteht aus dem, was problemlösender oder instrumenteller Aspekt genannt wird und dem Aspekt der emotionalen Regulation. Spannung bedeutet damit das Erkennen im Gehirn, dass ein Bedürfnis unerfüllt ist, dass man einer Forderung nachkommen muss, dass man etwas tun muss, wenn man ein Ziel realisieren will. [8]

Antonovsky geht davon aus, das eine Person mit einem starken SOC Stimuli eher als Nicht-Stressoren definieren und sich automatisch an die Forderung anpassen kann, als jemand mit einem schwachen SOC.

3.7.2 Die Auflösung von Spannung

Für Antonovsky ist der grundlegende Punkt, dass ein starkes SOC kein bestimmter Copingstil, d.h. keine spezielle Bewältigungsstrategie ist. Die Stressoren, mit denen das Leben aufwartet, sind vielfältig und verschiedenartig.

Eine Möglichkeit ist, die Entwicklung so zu definieren, als geschehe sie jenseits der Grenzen dessen, was im eigenen Leben bedeutsam ist. Eines der Kennzeichen der Person mit einem starken SOC ist, dass die Grenzen dessen, was bedeutungsvoll ist, flexibel sind und enger oder weiter gesteckt werden können und zwar in dem Masse, dass die zentralen Bereiche menschlicher Existenz ausgeschlossen sind: innere Gefühle, unmittelbare persönliche

---

[8] Aaron Antonovsky, *Salutogenese* in der Übersetzung durch Franke, Tübingen 1997 S. 124 f

Beziehungen, Haupttätigkeiten und existentielle Fragen.

Eine Studie aus dem Jahr 1985 zeigt, dass "die Effizienz eines bestimmten Copingstils nicht getrennt von dem spezifischen soziokulturellen Setting, in dem eine Individuum lebt, bewertet werden kann." Es wurde die Beziehung zwischen Gesundheit und der Verwendung aktiven Copings (auf unmittelbare Auseinandersetzung mit dem Stressor gerichtet) und passiven Copings (Vermeidung des Stressors). Die Untersuchung wurde mit schwarzen Frauen und Männern aus den Südstaaten durchgeführt. "Höhere Werte in Richtung auf aktives Coping ist der psychischen und physischen Gesundheit von Frauen zuträglich und für die psychische und physische Gesundheit von Männern schädlich", befand diese Studie. Schwarze Männer, so wurde argumentiert, geraten im Kontext des Rassismus in den Südstaaten in Schwierigkeiten, wenn sie aktiv sind, wohingegen Frauen, deren hauptsächliche Rolle die der Hausfrau ist, erfolgreich zurechtkommen, wenn sie aktiv sind.[9]

Antonovsky zitiert:

Jemand mit einem schwachen SOC neigt, sobald einmal die Richtung bestimmt ist, dazu, Signale zu missachten, die anzeigen, dass die Wahl der entsprechenden Handlung nicht klug war. Es gibt keine Motivation, einen Kurs, der in eine Sackgasse führt, aufzugeben und nach alternativen Handlungsmöglichkeiten zu suchen. Man verfolgt seinen Weg blind weiter.[10]

Ferner merkt er an, dass er hofft, dass das was er geschrieben hat

...nicht darauf schließen lässt, dass ein starkes SOC eine Wunderwaffe ist, die einem ermöglicht, alle im Leben gestellten Probleme vollständig zu lösen. Abgesehen davon, dass nur wenige von uns ein sehr starkes, authentisches SOC haben, sind viele Probleme im Leben hartnäckig und einer vollständigen Lösung nicht zugänglich, wie stark das SOC auch immer sein mag. Was ich annehme, ist, dass Personen mit einem starken SOC sich bei der Bewältigung dieser Probleme besser bewähren als solche mit einem schwachen SOC; dass sie, wenn es für ein Problem keine Lösung gibt, angemessener mit ihm weiterleben können und dass sie fähig sein werden, ihr Leben mit geringerem Schmerz zu führen.[11]

3.7.3 Der Umgang mit Emotionen

Antonovsky stellt die Hypothese auf,

dass Personen mit einem starken SOC wahrscheinlich andere Emotionen erleben als solche mit einem schwachen SOC; Emotionen, die aufgrund einer Reihe von Charakteristika der Regulierung eher zugänglich sind. Eine fokussierte Emotion ist eine, in der das Gefühl an ein relativ eindeutiges Ziel gebunden ist. Man ärgert sich über etwas, was jemand getan hat, irgendein Ereignis, das passiert ist. Die Dimensionen des Ärgers sind ebenso wie seine wahrgenommene Konsequenzen abgrenzt. Wut ist qualitativ anders: sie zielt auf die Welt ab, auf das Leben, auf

---

[9]   s. Aaron Antonovsky, *Salutogenese* in der Übersetzung durch Franke, Tübingen 1997 S. 134

[10]   s. Aaron Antonovsky, *Salutogenese* in der Übersetzung durch Franke, Tübingen 1997 S. 137

[11]   Aaron Antonovsky, *Salutogenese* in der Übersetzung durch Franke, Tübingen 1997 S. 138

Menschen im allgemeinen. Man kocht vor Zorn und der Dampf löst sich auf; man kocht vor Wut, endlos. Ähnliche Unterschiede existieren zwischen Furcht und Angst, zwischen Kummer und dem Gefühl, verlassen worden zu sein. (...)
Ein zweites Unterscheidungsmerkmal der Emotionen ist das Ausmaß, in dem sie unbewusst sind. Die Person mit einem starken SOC wird sich ihrer Emotionen eher bewusst sein, kann sie leichter beschreiben, fühlt sich durch sie weniger bedroht. (...)[12]

4. Auswirkungen auf die Gesundheit

Bei der Betrachtung des Coping mit Stressoren kommt Antonovsky zu dem Schluss, dass Personen mit einem schwachen SOC bei Konfrontationen mit einem akuten oder chronischen Stressor wahrscheinlicher mit unangemessenem Gesundheitsverhalten wir verstärktem Rauchen oder Trinken und auch mit Verleugnung von Symptomen und Nichteinhalten medizinischer Maßnahmen reagieren, wohingegen eine Person mit einem starken SOC eher in der Lage sein wird, das Problem genau zu identifizieren, dieses als Herausforderung anzusehen und mit größerer Wahrscheinlichkeit aus ihrem Repertoire an Ressourcen diejenigen auswählen, die dem Problem angemessen sind und sie auf vernünftige Weise einsetzen

Dies kann eine Grundlage dafür sein, eine kausale Abfolge von SOC, gesundheitlichen Verhaltensweisen und Gesundheit anzunehmen. Das heißt, dass sich Personen mit einem starken SOC unter ansonsten gleich bleibenden Bedingungen gesundheitlich adaptiver verhalten werden als solche mit einem schwachen SOC. (...)[13]

Die Position von Antonovsky ist jedoch, dass es eine direktere Beziehung zwischen den SOC und der Gesundheit gibt. Er zitiert, dass

Coping das hormonale Niveau erhöhen und damit unmittelbar das Gewebe schädigen oder den körperlichen Widerstand gegenüber Krankheit beeinflussen [kann].[14]

Andere gehen davon aus, dass positive Moral und der Wille zu leben positive physiologische Folgen haben können. Die Hypothese Antonovskys ist, dass die Stärke des SOC direkte physiologische Konsequenzen hat und dadurch den Gesundheitsstatus beeinflusst.

Es gibt eine von Antonovsky zitierte Hypothese, die besagt dass

Überdauernder Copingstil und Persönlichkeitsfaktoren (...) die Empfänglichkeit des Immunsystems eines Individuums für Veränderung bei exogenen Ereignissen, einschließlich der Reaktionen auf die Ereignisse beeinflussen [sollten].[15]

Der Verfasser dieser Hypothese kommt

zu der "vorläufigen Schlussfolgerung, dass es (...) eine 'immunsuppressionsanfällige' Persönlichkeit gibt", die in Interaktion mit bestimmten pathogenen, genetischen

---

[12] Aaron Antonovsky, *Salutogenese* in der Übersetzung durch Franke, Tübingen 1997 S. 139

[13] s. Aaron Antonovsky, *Salutogenese* in der Übersetzung durch Franke, Tübingen 1997 S. 141 f.

[14] s. Aaron Antonovsky, *Salutogenese* in der Übersetzung durch Franke, Tübingen 1997 S. 142

[15] s. Aaron Antonovsky, *Salutogenese* in der Übersetzung durch Franke, Tübingen 1997 S. 145

Prädispositionen und/oder körperlichen Schwachstellen zu Krankheit führt.[15]

Antonovsky zieht daraus die Schlussfolgerung, dass es auch eine 'immunverbesserungsanfällige' Persönlichkeit gibt, da eine Person mit einem starken SOC potentiell jemand ist, der bei Herausforderung für die Integrität seines Organismus immunologische Kompetenz mobilisiert.[16]

Unlösbare Probleme und Bedingungen, in denen ein adaptives Coping nicht geleistet werden kann, öffnen den Weg für Erkrankung. Aber, so Antonovsky, wenn das Gehirn in der Tat das Gelingen einer solchen Reaktion lenken kann - oder in den hier verwendeten Begriffen, Spannung davor bewahren kann, in Stress umgewandelt zu werden - kann die Immunkompetenz verbessert werden. Es gibt sogar Untersuchungen, die eine Verbesserung der Ergebnisse als Funktion von Stress fanden. [17]

5. In welchen Bereichen wird Salutogenese umgesetzt?

In einem im Jahre 2001 von der Bundeszentrale für gesundheitliche Aufklärung herausgegebenen Band wird der Stand der Forschung und die Umsetzung des Salutogenesemodells in einigen medizinischen Bereichen betrachtet.[18]

Die Autoren verweisen auf Studien, die

mehr oder weniger hohe, aber nichtsdestotrotz fast ausschließlich signifikante Korrelationen zwischen SOC und Maßen der psychischen Gesundheit erbrachten. Die Zusammenhänge wurden u.a. durch Untersuchungen an repräsentativen Bevölkerungsstichproben bestätigt. [19]

Die Korrelationen zwischen SOC und Ängstlichkeit bzw. Depressivität sind sogar so hoch, dass sich die Frage stellt, ob die SOC-Skala anderes oder mehr misst, als die gängigen Instrumente zur Erfassung der genannten Dimensionen psychischer Gesundheit bzw. Krankheit.[20]

Der Zusammenhang zwischen Kohärenzgefühl und körperlicher Gesundheit ist nicht so eindeutig festzustellen. Es wird der Autor einer schwedischen Studie folgendermaßen zitiert,

dass der Zusammenhang zwischen Kohärenzgefühl und körperlicher Krankheit über die Klagsamkeit zu verstehen ist: Menschen mit niedrigeren SOC-Werten können klagsamer sein als solche mit höheren SOC-Werten. [21]

Es werden hier Studien aufgeführt, welche belegen,

---

[5] 15s. Aaron Antonovsky, *Salutogenese* in der Übersetzung durch Franke, Tübingen 1997 S. 145

[16] s. Aaron Antonovsky, *Salutogenese* in der Übersetzung durch Franke, Tübingen 1997 S. 145

[17] s. Aaron Antonovsky, *Salutogenese* in der Übersetzung durch Franke, Tübingen 1997 S. 146

[18] Jürgen Bengel, Regine Strittmatter und Hildegard Willmann, *Was erhält Menschen gesund? Antonovskys Modell der Salutogenese - Diskussionsstand und Stellenwert.* Expertise im Auftrag der Bundeszentrale für gesundheitliche Aufklärung, Köln 2001

[19] Jürgen Bengel et al. S. 44

[20] Jürgen Bengel et al. S. 46

[21] Jürgen Bengel et al. S. 46

dass Kohärenzgefühl und die Bewertung einer Situation als stressreich miteinander einhergehen. (...)
Ferner scheint
nach bisherigen Untersuchungen [...] SOC die Anpassung an schwierige Lebenssituationen, wie z.B. Behinderung oder die Pflege eines erkrankten Angehörigen, zu erleichtern.[22]
Während Antonvsky von der Stabilität des Kohärenzgefühls im Erwachsenenalter ausgeht, welches sich bei einem mäßig ausgeprägten SOC eher in Richtung schwaches SOC entwickeln kann, werden hier Studien zitiert, welche Hinweise liefern,
dass mit zunehmendem Alter auch die Stärke des Kohärenzgefühls zunimmt.[23]
Die Autoren dieses Bandes betrachten das Modell der Salutogenese als relevant auf dem Gebiet der Prävention. Ihrer Auffassung nach dient es
als Meta-Theorie für das Arbeitsfeld, als Legitimation für konzeptuelle Überlegungen und für konkrete Maßnahmenplanung. Die häufig theoriearm und aktivistisch aneinander gereihten, präventiven Aktivitäten bekommen eine Rahmentheorie, die ressourcenorientierte, kompetenzsteigernde und unspezifische Präventionsmaßnahmen stützt. (...) Der Perspektivenwechsel von den Risikofaktoren zu den Protektivfaktoren verträgt sich gut mit einem modernen Gesundheitsbegriff, der die psychische und soziale Dimension gleichbedeutend neben die körperliche Dimension stellt.[24]
Das Feld der Rehabilitation scheint aufgrund seiner Merkmale günstige Voraussetzungen für die Übernahme salutogenetischer Prinzipien zu bieten, es findet hier jedoch, abgesehen von psychosomatischer Rehabilitation, Gesundheitserziehung und Gesundheitsförderung und der Rehabilitation von Krebskranken nur geringe Anwendung. Die meisten Programme haben den Abbau von Risikofaktoren und Risikoverhaltensweisen zum Ziel. Es finden sich jedoch auch ressourcenorientierte Konzepte. Dem Patienten werden als eigenverantwortlichem Partner Gesundheits- und Veränderungswissen angeboten, aber die Entscheidung über die Umsetzung dieses Wissens wird ihm nicht abgenommen.
Kritisch merken die Autoren an, und hier handelt es sich nicht um Kritik an dem Salutogenesemodell, dass sich klassische Programme zur Vermeidung von gesundheitlichen Risikofaktoren nun auf das Salutogenesemodell berufen, ohne große formale oder inhaltliche Änderungen vorzunehmen. Die Kritik richtet sich vielmehr an die Institutionen, welche Programme unter dem Schlagwort "Salutgenese" anbieten, ohne diese tatsächlich entsprechend angepasst zu haben.

6. Was kann Salutogenese für Nicht-Mediziner für eine Bedeutung haben?

Auf die Gefahr hin, den Rahmen einer Hausarbeit zu überschreiten, habe ich mir bei der Beschäftigung mit dem Thema *Salutogenese* Gedanken gemacht,

---

[22] Jürgen Bengel et al. S. 47
[23] Jürgen Bengel et al. S. 51
[24] Jürgen Bengel et al. S. 70 f.

insbesondere bei der Beschäftigung mit der Frage, was dieses Thema für außerhalb des Gesundheitssystems tätige Personen für eine Relevanz haben könnte, die ich hier kurz anführen möchte. Auch wenn man beruflich nicht mit "kranken" Personen zu tun hat, so wird man seine private Umgebung oder auch sich selbst immer wieder kritisch betrachten und schauen, um es mit den Worten Antonovskys auszudrücken, an welchem Punkt des Gesundheits-Krankheits-Kontinuums sich eine nahe stehende Person, bzw. man sich selbst befindet. Ich denke, der salutogenetische Ansatz, insbesondere die drei Komponenten des SOC, Verstehbarkeit, Handhabbarkeit und Bedeutsamkeit, sind nicht nur bei der Betrachtung einer Person und ihrer Platzierung auf dem Gesundheits-Krankheitskontinuum hilfreich sondern auch für eine Person im Hinblick auf bestimmte Lebensbereiche, wie z.B. die berufliche Tätigkeit oder private Beziehungen und Bindungen. Die Betrachtung eines einzelnen Lebensbereichs auf diese drei Komponenten hin kann einem, beruflich nicht in das Gesundheitswesen eingebundenen Menschen helfen, sich diese Lebensbereiche kritisch anzusehen, bewusste Entscheidungen zu treffen und damit möglicherweise einen Schritt in Richtung Gesundheit zu gehen.

7. Schluss

Die Diskussion und die Forschung der Salutogenese erstreckt sich eher auf Felder wie Psychosomatik und Psychotherapie, Prävention und Rehabilitation. Auf anderen Gebieten steckt die Forschung noch in den Kinderschuhen. Zum einen wohl, weil wenig Interesse vorhanden ist, hier zu forschen, zum anderen, weil es andere Modelle gibt, die mit ähnlichen Denkansätzen arbeiten und somit gewissermaßen um das Interesse von Wissenschaftlern "konkurrieren".

Die Einschätzung von Antonvsky, dass die Ausbildung des SOC im frühen Erwachsenenalter beendet ist und dass Menschen, die mit einem mäßig hohen SOC in diese Lebensphase gehen, sich eher in Richtung eines niedrigeren SOC entwickeln werden, mag von Antonovskys eher pessimistischen Einstellung herrühren, neuere Studien scheinen dies zu widerlegen. Hier geht man davon aus, dass Lebenserfahrung das SOC stärkt.

Das von Aaron Antonovsky entwickelte Modell der Salutogenese bietet die Chance einer anderen Betrachtungsweise eines Menschen. Die Aufgabe der Dichotomie von krank bzw. gesund und die diesem Denkmuster entgegen gesetzte Platzierung einer Person auf einem Gesundheits-Krankheits-Kontinuum bezieht die normalen Lebensumstände besser mit ein und kann der betroffenen Person helfen, Ressourcen wahrzunehmen und auszuschöpfen und sich somit auf diesem Kontinuum in Richtung Gesundheit zu bewegen. Die Aufgabe der Fokussierung auf die Krankheit bzw. krankmachenden Elemente im Leben eines Menschen ermöglicht die bewusstere Wahrnehmung der gesunden und stärkenden Elemente. Dies führt zu einer besseren Bewältigung der Probleme, denen man sich gegenübersieht bzw. einer besseren Meisterung von schwierigen Lebensumständen und damit verbunden einer höheren Lebensqualität was eine höhere Platzierung auf dem Gesundheits-Krankheits-Kontinuum zur Folge hat.

Bibliographie

- Aaron Antonovsky, *Salutogenese*. Deutsche Herausgabe von Alexa Franke. Tübingen, Deutsche Gesellschaft für Verhaltenstherapie, 1997

- Jürgen Bengel, Regine Strittmatter und Hildegard Willmann, *Was erhält Menschen gesund? Antonovskys Modell der Salutogenese - Diskussionsstand und Stellenwert*. Expertise im Auftrag der Bundeszentrale für gesundheitliche Aufklärung, Köln 2001